DE LA DÉMENCE

ET

DE L'INTERDICTION.

Dans ce bas monde, chacun a sa folie.

S'il fallait interdire tous les visionnaires, tous les pauvres d'esprit, le nombre irait à l'infini.

Un de mes concitoyens, nommé Pierre-Dominique-Romain Borme, est sujet aux vapeurs.

C'est une maladie à la mode.

En l'année 1808, il se maria à Marseille avec une fort jolie demoiselle, appelée Clotilde Ricard.

Quoique vaporeux, il fut époux et père au bout de neuf mois.

Mais il prétendit alors que sa femme avait mis au monde, un garçon et non pas une fille.

Il voulut de plus être régénéré, conformément aux Commandemens de Dieu.

Ses père et mère ne furent plus à ses yeux qu'un parâtre et une marâtre, *sauf erreur*.

Il eut la généreuse bonté de me charger de sa régénération parfaite.

Pouvais - je refuser ?... Il s'agissait de servir l'humanité, d'être utile à l'un de mes concitoyens.

J'acceptai pour ne pas le contrarier, pour ne pas lui déplaire.

On dira peut-être que le sieur Borme avait perdu la raison.

Pas du tout, il n'a cessé de se raser lui-même ; il est élégant dans sa parure ; il va régulièrement à la messe , les jours de Dimanche et de Fêtes ; il raisonne fort bien sur les affaires de commerce et sur toutes les matières quelconques.

Il suffit de ne pas le contrarier sur sa régénération parfaite , pour qu'il soit un homme charmant.

Ses vapeurs ne vont pas à la démence absolue ; ses momens lucides l'emportent du triple sur ses momens d'erreur.

Il paraît qu'après quinze ou seize mois de mariage, Madame Borme ne voulut pas d'un mari vaporeux.

Elle quitta la maison maritale.

Elle emporta son trousseau , ses bijoux , à l'insçu de son mari, et elle se retira chez son père.

3

Ce fut alors que le sieur Borme ne voyant plus son épouse, et refusant de prendre des alimens, on crut prudent et sage de le placer dans la maison de Santé de M. Guiaud, Docteur en chirurgie, non pas aux frais de Madame Borme, mais bien aux frais des parens du sieur Borme.

On sait que la maison de Santé de Mr. le Docteur Guiaud, est appelée en termes honnêtes, une maison à vapeur.

Pendant seize ans que le sieur Borme a logé dans cette maison, il n'a pas cessé de me voir et de m'écrire.

Quels que soient les égards que je doive à Madame son épouse, elle me permettra de ne point approuver son indifférence envers son mari.

Jamais elle n'a voulu le voir, et elle ne peut pas se flatter de lui avoir donné un verre d'eau dans l'espace de seize ans.

Mademoiselle Clarice a refusé, dit-on, de faire une paire de bas pour son papa; c'est Madame la veuve Borme qui me l'a dit dans son vivant.

Il paraît que Madame Borme ne se rappele de son mari que pour le faire interdire.

Ne voudrait-elle pas par hazard être sa tutrice ?

Une femme qui a refusé de voir son époux depuis seize ans, qui l'a totalement abandonné, et qui ne peut pas se flatter de lui avoir donné une goutte d'eau, ne saurait être sa tutrice.

En 1822, Madame Borme forma sa demande en interdiction contre son mari, parce qu'il venait de recueillir une succession.

Quoiqu'une pareille demande déshonore celui contre lequel on la forme, Madame Borme n'y regarda pas de si près.

Elle serait bien aimable si elle voulait nous dire pourquoi elle n'a pas demandé l'interdiction de son mari, lorsque M. Ricard son père est mort.

Ses intérêts lui étaient-ils moins chers?

Ah! elle ne voulut pas désobliger sa mère, il s'agissait d'une succession Ricard et non pas d'une succession Borme.

Madame n'avait pas besoin de faire interdire son mari pour liquider la succession du sieur Ricard son père.

Mais elle n'oublia rien pour le faire interdire, lorsqu'il fut question de la succession de M. Borme son beau-père.

Toutes les formalités furent rigoureusement observées, et le Tribunal civil de Marseille, justement indigné d'une pareille demande , débouta Madame Borme de son action en interdiction , et il se contenta de pourvoir le sieur Borme d'un conseil judiciaire en la personne de M.ᵉ Terris, Avoué.

Ce jugement acquiescé par toutes les parties et passé en force de chose jugée , est à la date du 12 avril 1823.

Après la mort de M.ᵉ Terris , Avoué , Madame Alimondi veuve Borme , mère du malade , provoqua la nomination d'un autre conseil judiciaire.

Le Tribunal civil de Marseille , nomma le sieur Guizot , greffier audiencier , pour conseil judiciaire au sieur Borme.

Ce jugement est de l'année 1826.

Mais la veuve Borme est morte depuis quelques mois ! . . . . .

L'imagination de Madame s'est de nouveau enflammée.

Elle a renouvelé sa demande en interdiction.

Mais comment parvenir à cette interdiction ?

Le Tribunal se reformera-t-il ?

Jugera-t-il , en 1827 , que le S.ʳ Borme doit être interdit , lorsqu'il a jugé en 1823 et en 1826 , que le sieur Borme ne devait pas être interdit, et qu'il lui suffisait d'un conseil judiciaire?

Madame Borme a tout prévu, elle exposera que la maladie de son mari a empiré, qu'il est dans une démence complète.

Le refus qu'on a fait d'introduire deux femmes de ses amies, n'est-il pas une preuve complète de la démence absolue du sieur Borme?

Il est un fait, un fait terrible qui repousse toutes les allégations de Madame Borme.

En 1823, le sieur Borme était dans la maison de Santé du sieur Guiaud.

Depuis près d'une année, il est chez lui, dans une maison particulière.

Il a des domestiques qui font son ordinaire, et qui le servent.

Non, celui-là n'est pas fou, qui se rase lui-même, et qui va aux promenades publiques, à la Messe, à toutes les sociétés honnêtes.

Laisserait-on des rasoirs à un insensé?

Qu'importe que le sieur Borme veuille se faire régénérer, qu'il se dise le fils du Sr Fabri et de Madame Romain, qu'il croie qu'on a enlevé son fils pour lui substituer une fille, qu'il prétende entendre *papa*, *maman, sa femme et son fils dans un souterrain idéal et chimérique ?*

Trouble t-il la société ?

Non, il est doux comme un agneau.

A-t-il jamais fait des extravagances aux promenades publiques, dans les rues ?

Jamais, il a bon ton, bonne tenue ; il a reçu une éducation soignée ; il aborde fort bien son monde.

Qu'il pense donc comme il voudra, puisqu'il ne porte préjudice à personne.

Ce n'est là qu'une démence relative et passagère, puisque les momens lucides l'emportent sur la déraison.

« Madame Borme a intérêt de veiller à » la conservation de ses reprises dotales. »

Quelles sont ses reprises dotales ?

M. Ricard son père, lui a constitué en dot, une maison sise en cette ville de Marseille, Boulevard Dugommier.

Madame Borme en jouit et la possède.

Son père lui constitua de plus quatre-mille-trois-cent francs de trousseau.

Non seulement, elle le possède depuis son mariage, mais encore elle possède tous les présens de noces qui s'élèvent au moins à pareille somme.

Où est donc cet intérêt ?

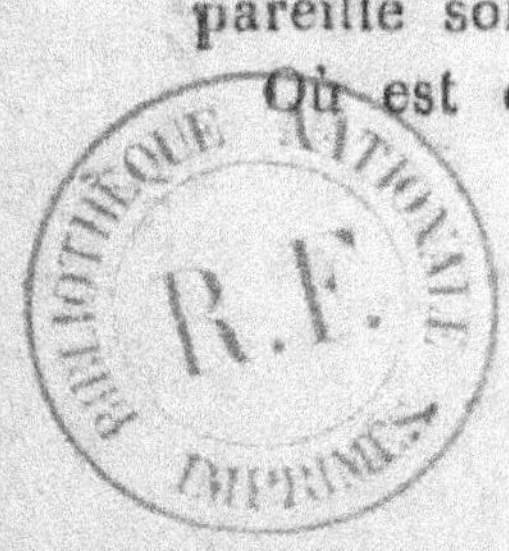

Il faut ici des faits et non pas des paroles.

Qu'est ce que la démence?

Qu'entend-on par démence?

La démence est un dérangement quelconque dans les organes.

Ce dérangement est total ou partiel, il est plus ou moins fort.

Un objet extérieur, ou une image qui se peint dans le cerveau, produit un ébranlement dont la perception cause et forme la sensation.

Cette sensation est la source d'un nombre de phénomènes ; ce n'est point là de quoi il s'agit.

La démence est de trois sortes.

Elle est absolue ; elle est relative ; elle est indifférente.

La démence absolue emporte, nécessairement et de droit, la perte totale de la raison ; elle est presque toujours accompagnée et suivie du délire, du transport au cerveau, de la fièvre, de la fureur même.

L'homme qui a le malheur d'être atteint de cette démence, doit être interdit parce qu'il n'est plus un homme ; il n'est plus rien.

Il n'en est point ainsi de la démence relative.

La démence relative n'est qu'un affaiblissement de la raison.

Le grand ressort n'est point cassé ; les rouages seuls varient ; le timbre n'est plus le même ; il produit des sons discordans ; voilà tout.

Les momens lucides, l'emportent sur les momens d'erreur.

La démence relative n'embrasse ordinairement qu'un fait, un seul fait qui se divise et subdivise en plusieurs sortes.

Je donne un exemple en la personne du sieur Borme.

Cet homme veut absolument être régénéré, et telle est sa confiance en moi, qu'il m'a chargé de sa régénération parfaite.

Mais comment parvenir à cette régénération ?

Comment et de quelle manière le sieur Borme entend-il être régénéré ?

Il faut, selon lui, commencer par le faire déclarer *fils Fabri et de Madame Romain.*

Il veut conserver le nom de Borme ; il y tient, puisqu'il est en deuil de sa mère ; mais il veut qu'on ajoute à son acte de naissance, *fils Fabri et de Mad. Romain.*

Cette rectification entraîne dès lors celle

de son acte de mariage avec Mademoiselle Clotilde Ricard.

Pour être conséquent, il ne peut plus donner les noms de père et de mère aux auteurs de ses jours ; aussi les appelle-t-il du nom de parâtre et de marâtre, *sauf erreur*, jusqu'à sa régénération parfaite.

Dans son ardente imagination, il court après ceux qu'il croit être ses père et mère.

S'ils lui échappent, il les entend, nuit et jour, dans le souterrain ; il les voit en profil, en peinture.

Il voit aussi en profil sa femme et son fils ; il les entend dans le souterrain.

« Ma femme, dit-il, a mis au monde » un garçon et non pas une fille.

» Le premier né de tous les mariages, » n'est-il pas un fils ? »

Tel est l'égarément du sieur Borme.

Changez de conversation, il est charmant ; il vous parlera pertinemment de la religion, du commerce, de la science et des arts.

Ce n'est donc là qu'une démence relative, qui ne nécessite que la nomination d'un conseil judiciaire, à moins de confondre la démence absolue avec la démence relative.

« Docteurs, voudriez-vous bien me pré-

» ciser les cas de nomination d'un conseil
» judiciaire ? »

Ce n'est pas en vain que le législateur
a mis une ligne de démarcation entre l'interdiction et la nomination d'un conseil
judiciaire.

Si tous ceux qui déraisonnent, devaient
être interdits, il eut été inutile d'apporter
un palliatif à la violence du remède; il eut
été inutile de pourvoir l'aliéné d'un Conseil
judiciaire.

Msis le législateur, de tous les tems, n'a
interdit que l'insensé qui a totalement perdu
la raison, le furieux, le prodigue.

Pourquoi cela ?

Parce que l'homme qui a totalement perdu
la raison, redevient un enfant et cède aux
impulsions d'autrui.

Parce que le furieux ne suit que son
délire.

Parce que le prodigue n'écoute que ses
passions.

Toutes les fois que l'une de ces trois
causes ne se trouve pas, la demande en
interdiction doit être rejetée ; c'est ainsi
que l'a jugé le Tribunal civil de Marseille
en 1823.

La démence d'indifférence, est un déclin

passager de la raison qui se manifeste dans la convalescence d'un malade , chez un vieillard , dans un imbécile.

Ce déclin est indifférent et insensible ; ce sont des éclairs qui passent.

Qu'est-ce que l'interdicion ?

L'interdiction est un Jugement qui prive l'homme ou la femme, non seulement de l'administration de ses biens , mais encore de l'administration de sa personne.

Ce Jugement flétrit et déshonore celui contre lequel il est rendu , parce qu'il est privé de la liberté que Dieu lui a donnée en le créant ; il n'est plus homme, il n'est plus rien.

Voilà pourquoi la loi n'interdit plus de prodigues , elle se borne à lui donner un conseil judiciaire.

S'il est privé de l'administration de ses biens , il conserve du moins l'administration de sa personne. (Art. 513 du Code civil.)

L'interdiction n'a lieu que dans le cas d'imbécilité, de démence et de fureur ; (art. 489 du même code) . . . Et encore, avec quelle réserve ne doit-on pas prononcer ?

On examine si les momens lucides l'emportent sur les momens d'erreur.

On examine si la démence ne porte que

sur un fait ou si elle embrasse tous les cas.

On examine l'état, la profession, la vie, la conduite de celui qu'on veut interdire.

Ouvrez les annales judiciaires, et vous ne trouverez pas, *hors les cas de fureur et de démence absolue, sans momens lucides,* un Jugement d'interdiction contre un Négociant, un fils de famille qui a reçu une éducation soignée? On se détermine à lui donner un conseil judiciaire.

Mais croit-on qu'un homme soit fou, parce qu'il déraisonne? C'est une erreur...

Il faut avoir perdu le sens, l'esprit.

Le fou ne se connaît pas; il n'a pas le sentiment de son existence; il ne sait pas ce qu'il est : il ne remonte pas même à son Créateur, à son Dieu.

Demandez au Sr. Borme, qui l'a créé et mis au monde? Vous verrez comme il vous répondra.

Demandez-lui quel jour Notre Seigneur est né, quel jour il est mort, quel jour il est ressuscité?

Vous transcrirez ses réponses.

Demandez-lui l'heure, le jour, le mois, l'année; comment il a passé la nuit; comment il se trouve; s'il a bon appetit; s'il

a vu son tailleur, son cordonnier, son cha-
pelier; s'il a habité la ville de Livourne,
en Toscane; combien de tems il a demeuré
dans cette ville; avec quelle Maison de
commerce il travaillait; quand est-il rétourné
en France?

Vous verrez s'il déviera.

Celui-là n'est ni imbécile, ni furieux, ni
fou qui connaît Dieu, qui l'aime, qui le
prie, qui le sert, qui va à la Messe, qui
fait ses devoirs de religion, qui se rase,
qui sent, qui connaît qu'il est homme.

C'en est assez! . . . . .

J'ai acquitté ma dette envers l'Amitié,
l'Humanité; il ne s'agit ici ni de Juris-
consulte, ni d'Avocat: j'écris en Chrétien,
en ami; j'écris pour prouver à mes concitoyens que je ne suis point insensible au
malheur, et sur-tout à la confiance que le
sieur Borme m'a donnée depuis 15 à 16
ans.

Il faut d'autres talens pour traiter la question de droit.

J'abandonne mon malheureux ami à la
haute sagesse de ses Juges, aux lumières
et aux nobles vertus de Mr. le Procureur du
Roi,

Heureux jour où, revenu de ses erreurs, il pressera dans ses bras son Épouse et sa Fille ! ! ! ! !

Heureux le jour où, entouré de toute sa famille, il recevra le prix de son affection et de sa tendresse pour les siens ! ! ! ! !

Telle est la régénération que le Ciel lui réserve.

D. BARRALLIER.

A Marseille, de l'Imprimerie de DUBIÉ.

www.ingramcontent.com/pod-product-compliance
Lightning Source LLC
LaVergne TN
LVHW010909180726
843502LV00010B/4048